GÜTERSLOHER
VERLAGSHAUS

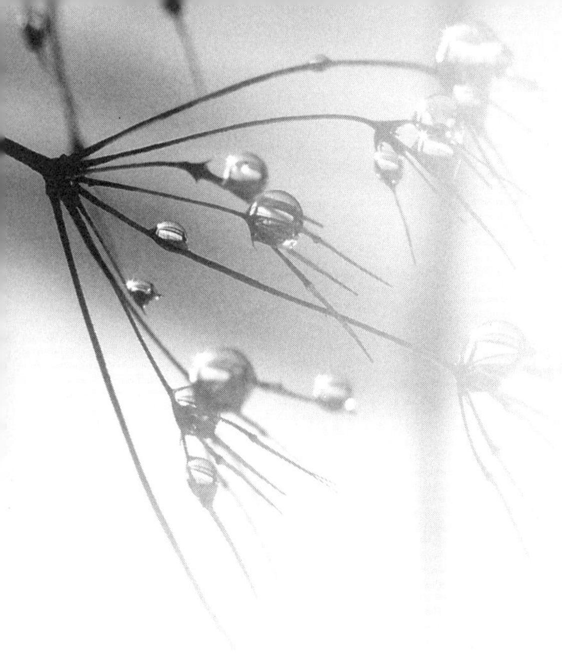

Dietrich Bonhoeffer

Behütet und getröstet

Gütersloher Verlagshaus

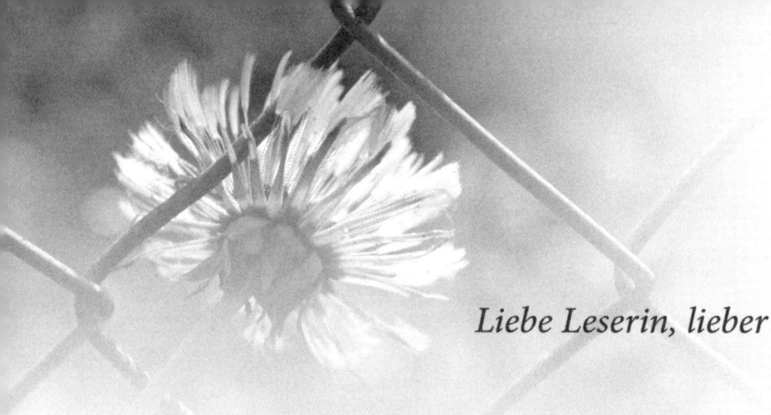

Liebe Leserin, lieber Leser,

Sie halten dieses Buch in Ihrer Hand, weil ein Mensch, mit dem Sie in Liebe verbunden sind, gestorben ist. Die schönen gemeinsamen Momente, Gespräche und Erlebnisse sind für immer vorbei. Traurigkeit und Wehmut bestimmen Ihren Tag, und Sie sammeln alle Kraft, mit dem Verlust umzugehen.

Dieses Buch möchte Ihnen in dieser außergewöhnlich schwierigen Lebensphase zur Seite stehen. Es beinhaltet Gedanken Dietrich Bonhoeffers, der seine letzten zwei Lebensjahre im Gefängnis verbringen musste. Gerade in dieser auch für ihn grenzwertigen Zeit schrieb er Texte voller Stärke und Zuversicht, die zum Nachdenken über Leben und Tod anregen. Einen kurzen Lebenslauf des bekannten Theologen und Seelsorgers finden Sie am Schluss des Buches.

Spüren Sie den Trost, der von Dietrich Bonhoeffers Worten ausgeht, wenn Sie sich vertrauensvoll darauf einlassen.

Christel Gehrmann,

Lektorin im Gütersloher Verlagshaus, April 2012

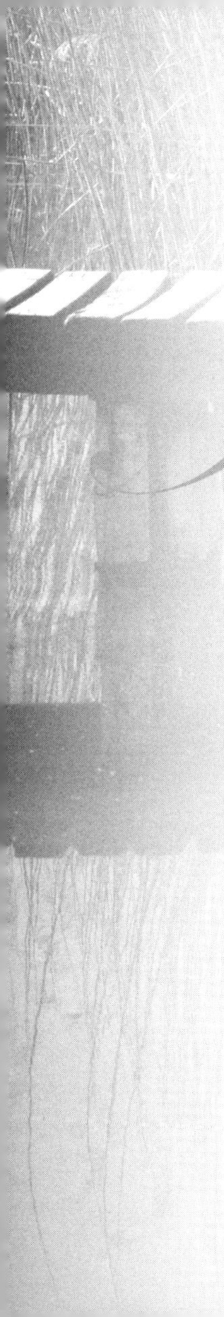

In mir ist es finster, aber bei dir ist Licht.
Ich bin einsam, aber du verlässt mich nicht.
Ich bin kleinmütig, aber bei dir ist die Hilfe.
Ich bin unruhig, aber bei dir ist Frieden.

Frieden

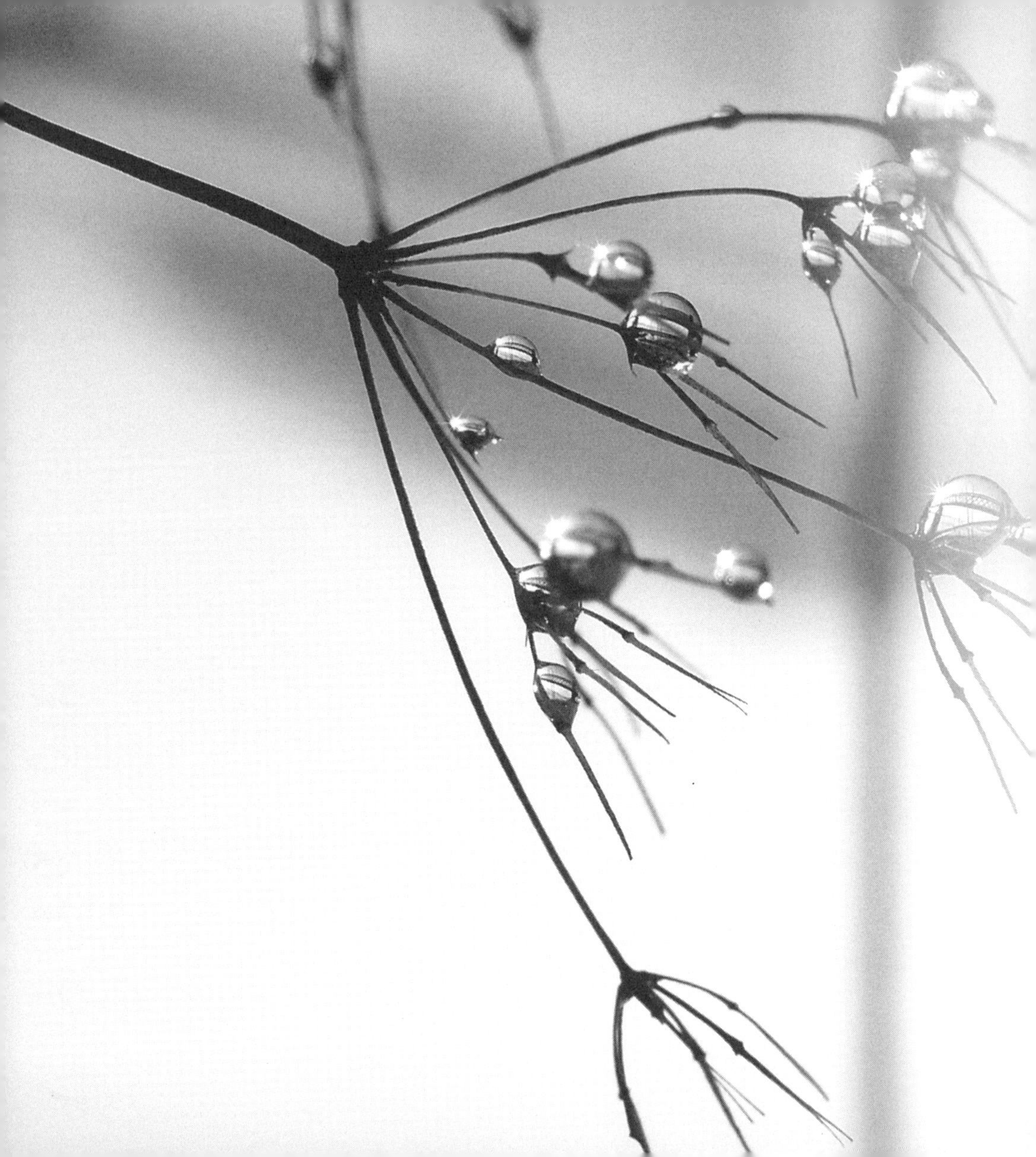

Von guten Mächten wunderbar geboren
erwarten wir getrost, was kommen mag.
Gott ist bei uns am Abend und am Morgen,
und ganz gewiss an jedem neuen Tag.

Vertrauen

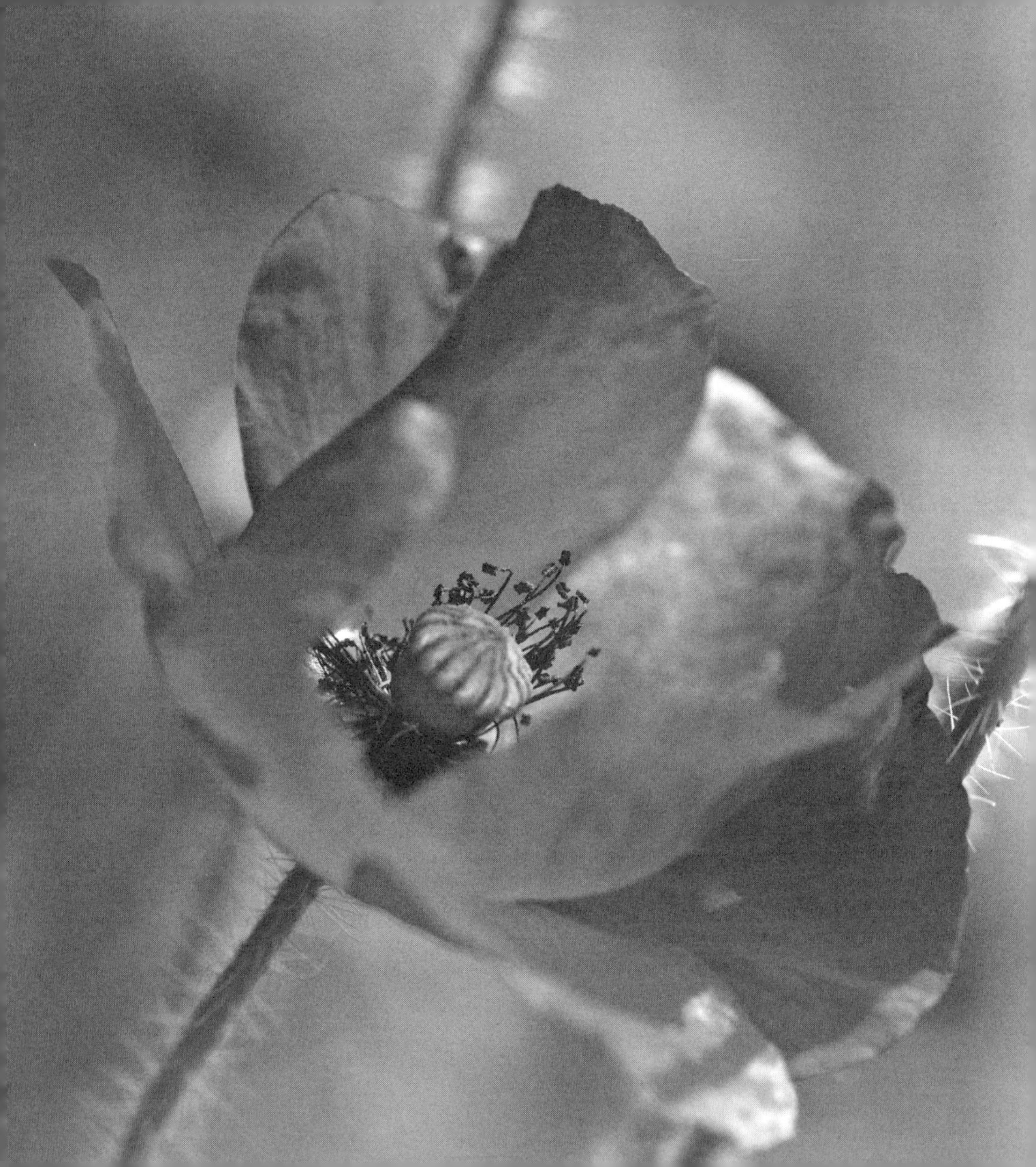

Dies ist ein Augenblick,
in dem man so viel zu sagen hat,
dass man eigentlich
nur schweigen kann.

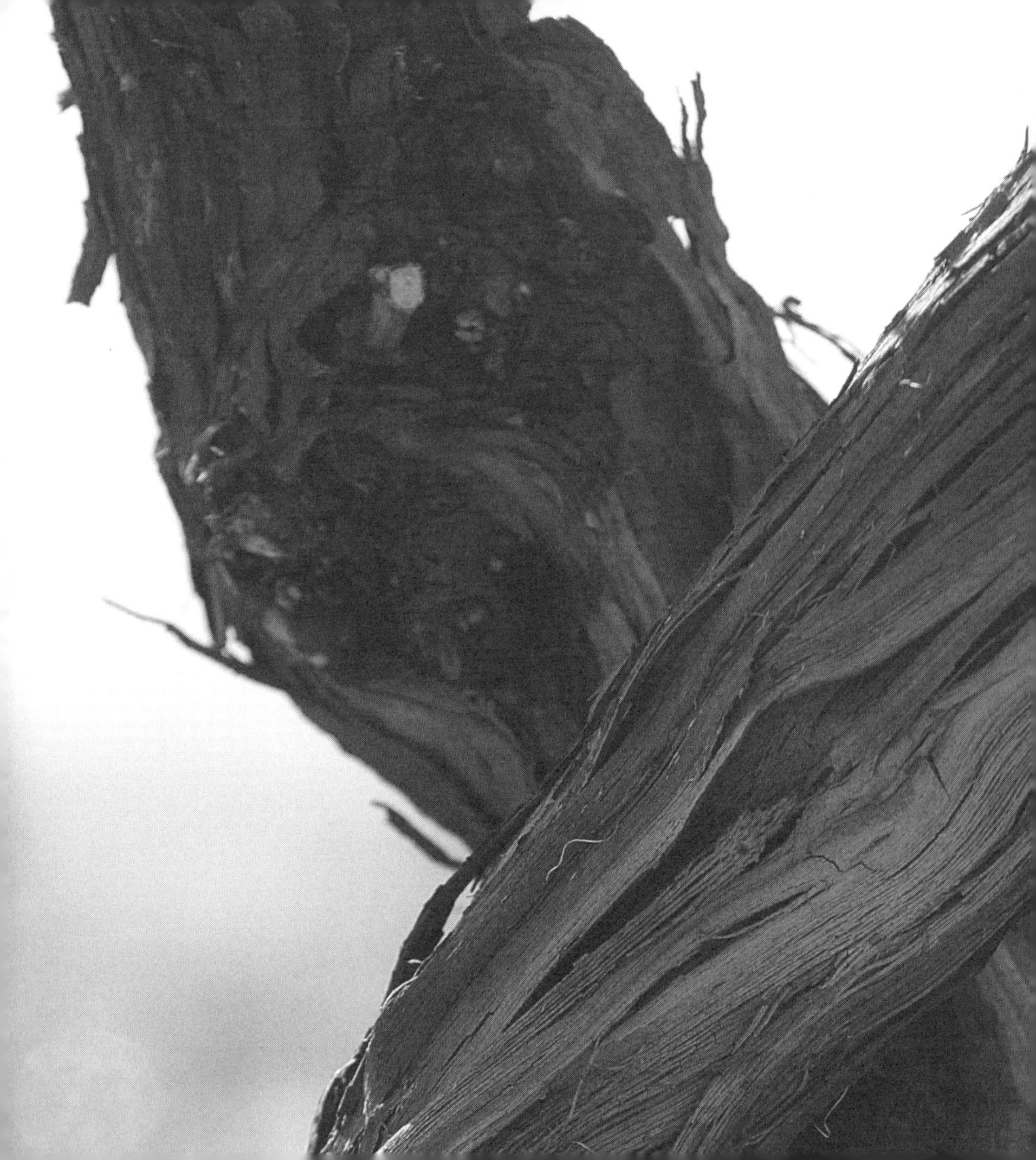

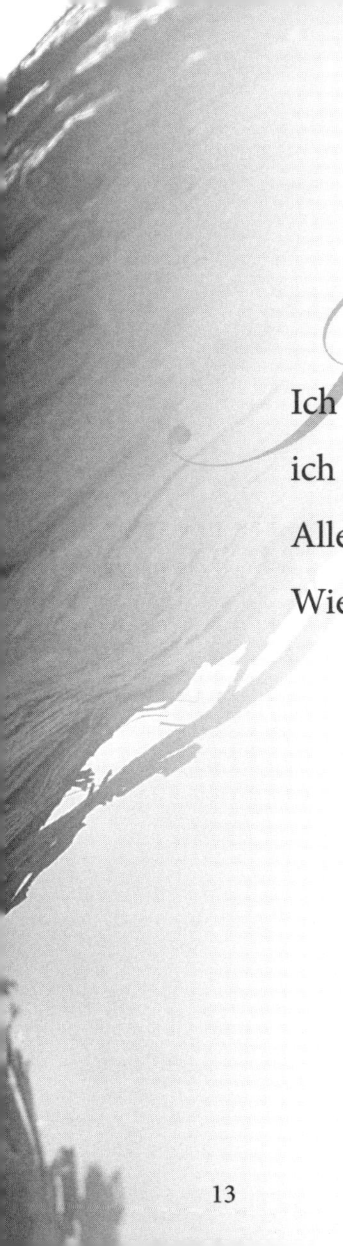

Dank

Ich sehe deine Augen,
ich spüre deine Hand.
Alles ist wieder ganz wirklich.
Wie soll ich dir für alles danken?

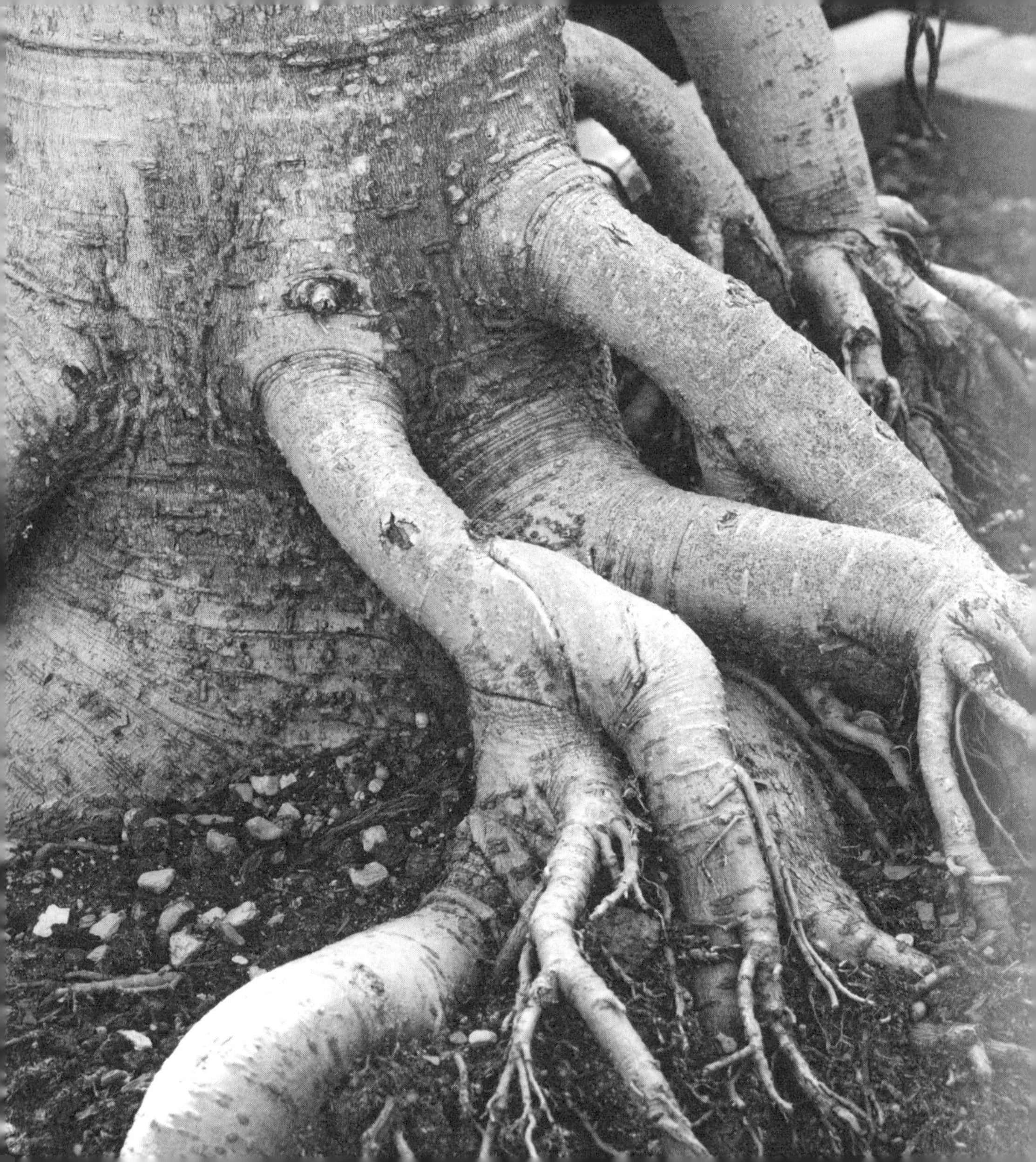

Ich glaube,
dass Gott uns in jeder Notlage
so viel Widerstandskraft geben will,
wie wir brauchen.

Kraft

Nähe

Ein Mensch, der betet,
kann nicht mehr Angst haben
und nicht mehr traurig sein.
Im Gebet ist Christus,
ist Gott uns nahe.

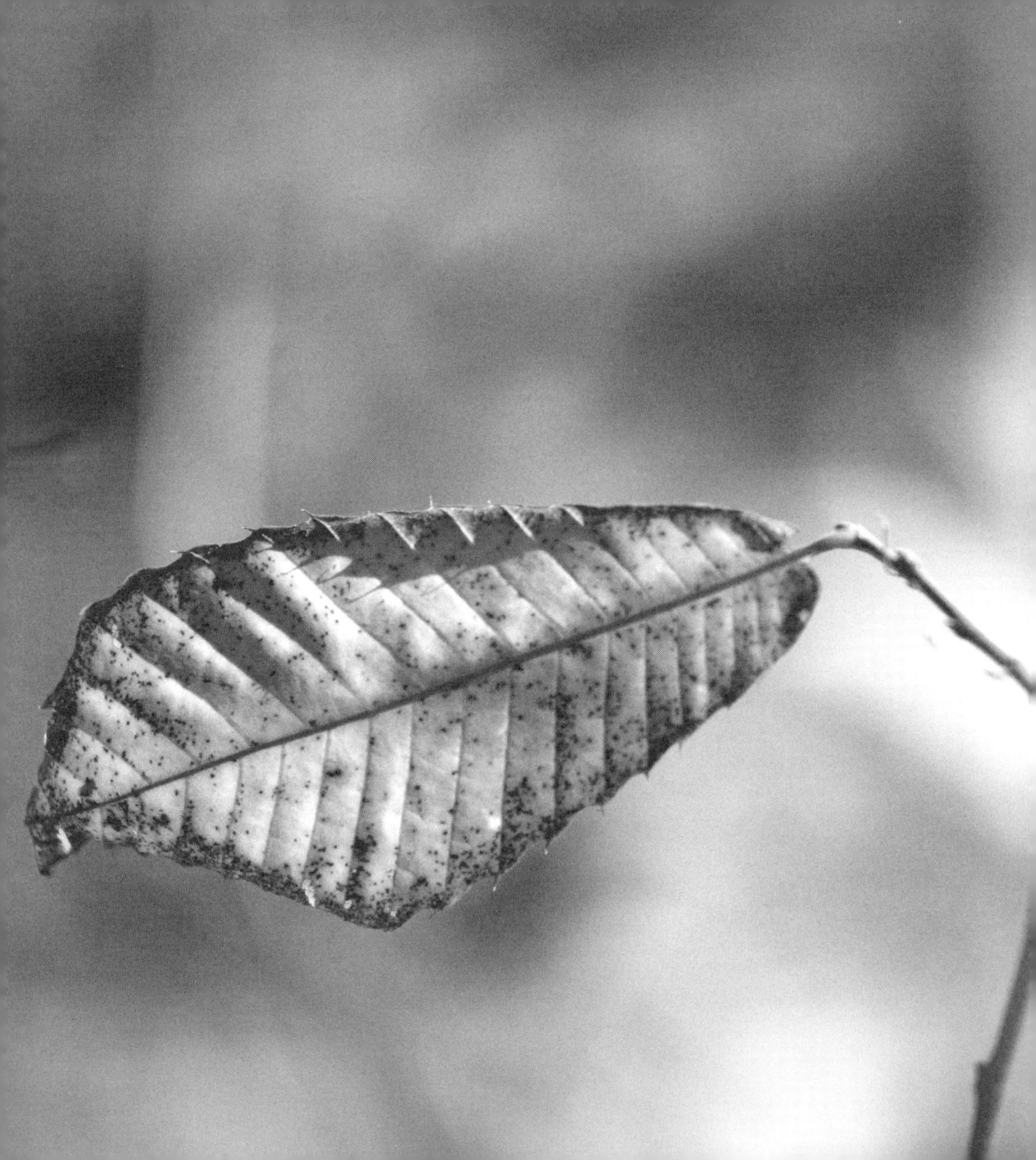

Es ist gut,
sein Herz auszuschütten
in der Einsamkeit,
und den Kummer nicht
in sich hineinzufressen.

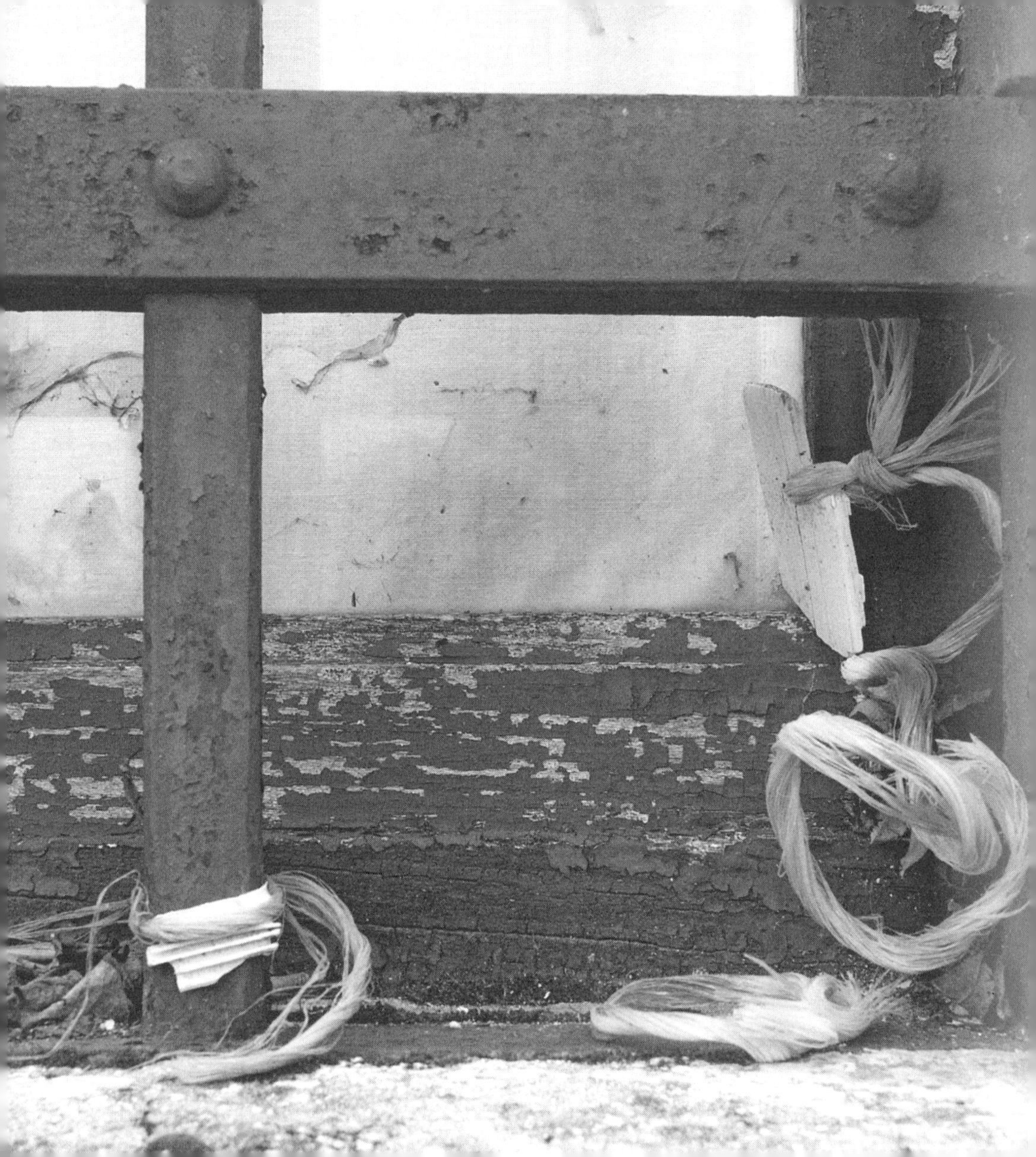

Ich glaube, dass mir nichts Sinnloses widerfährt und dass es für uns alle gut so ist, wenn es auch unseren Wünschen zuwiderläuft.

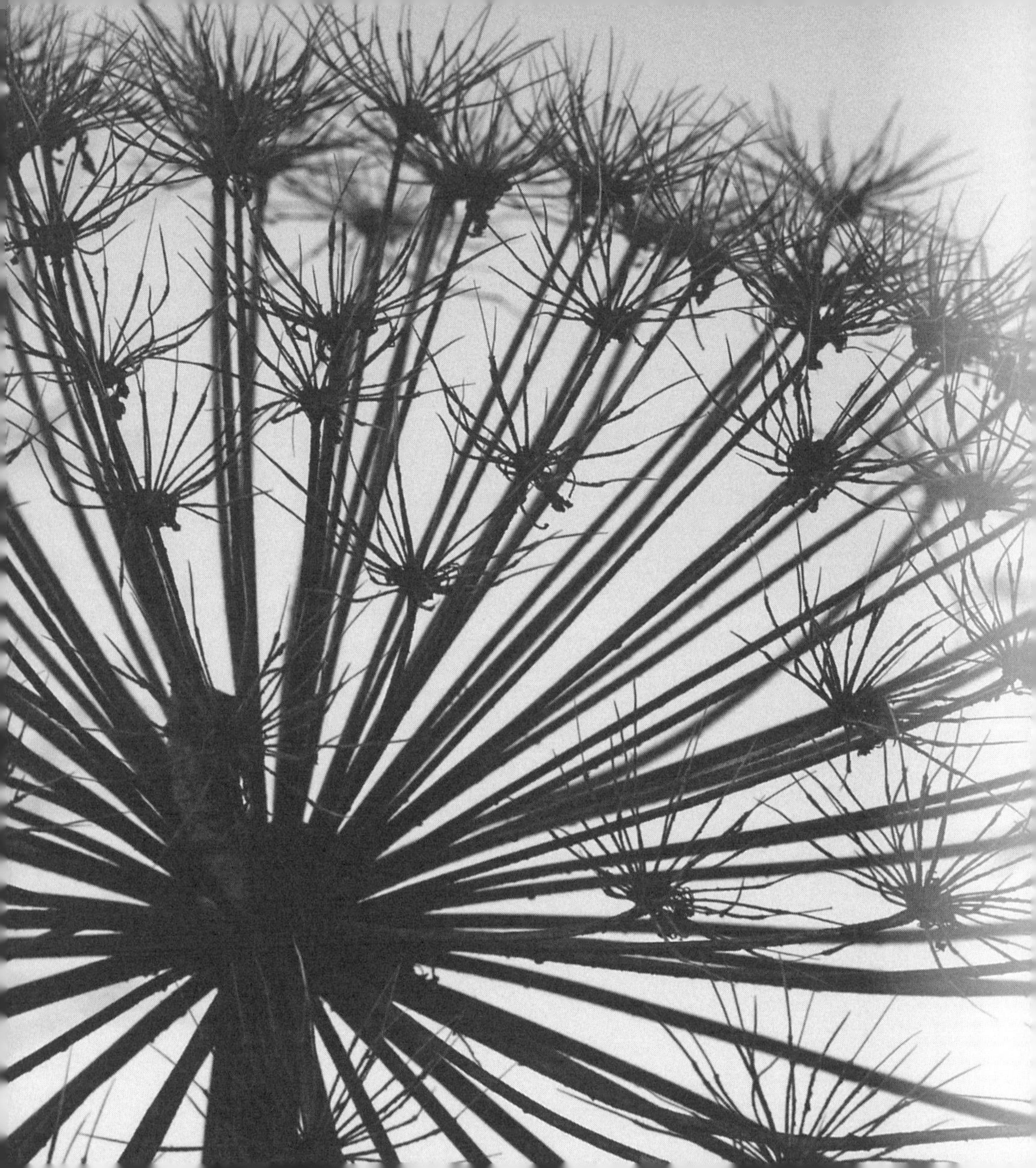

Nicht nur die Schwachen brauchen die Starken,
sondern die Starken können auch
nicht ohne die Schwachen sein.
Die Ausschaltung der Schwachen ist
der Tod der Gemeinschaft.

Stärke

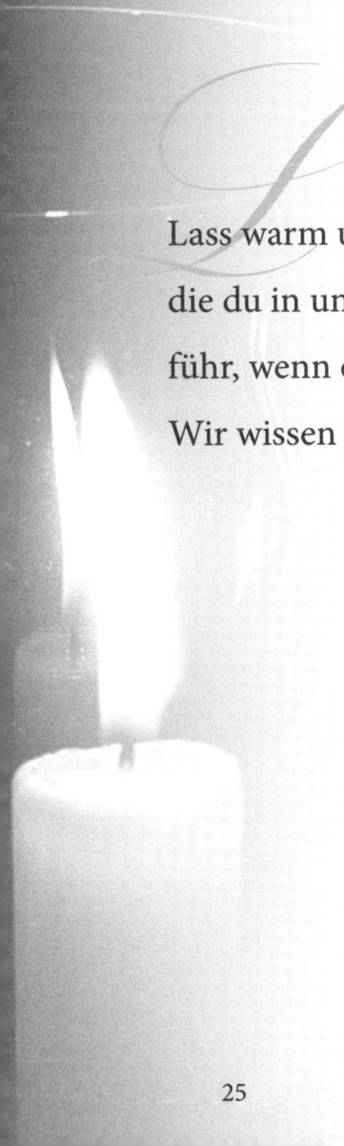

Lass warm und hell die Kerzen heute flammen,
die du in unsre Dunkelheit gebracht,
führ, wenn es sein kann, wieder uns zusammen!
Wir wissen es, dein Licht scheint in der Nacht.

Wärme

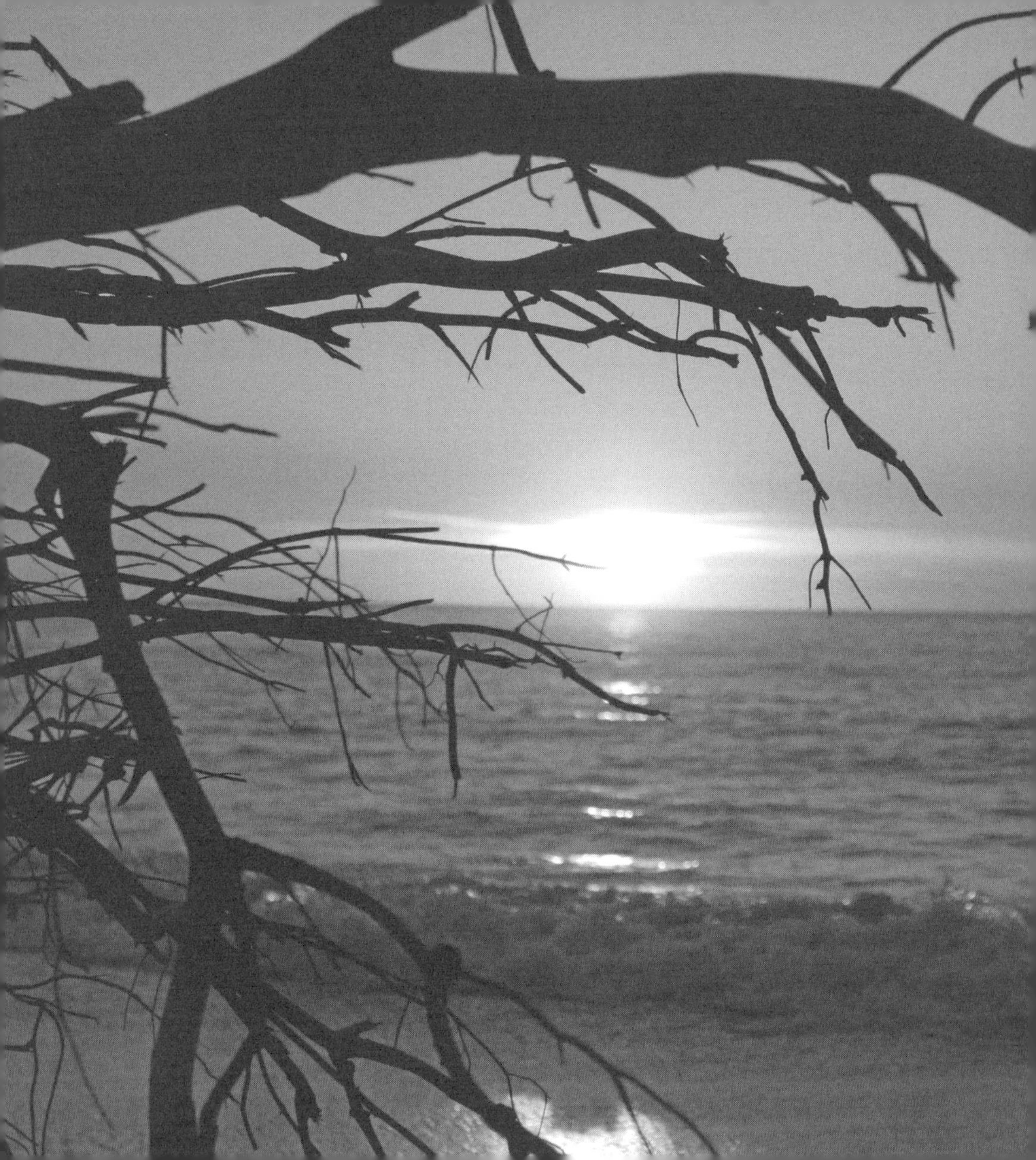

Jeder neue Morgen ist
ein neuer Anfang unseres Lebens.
Jeder Tag ist
ein abgeschlossenes Ganzes.

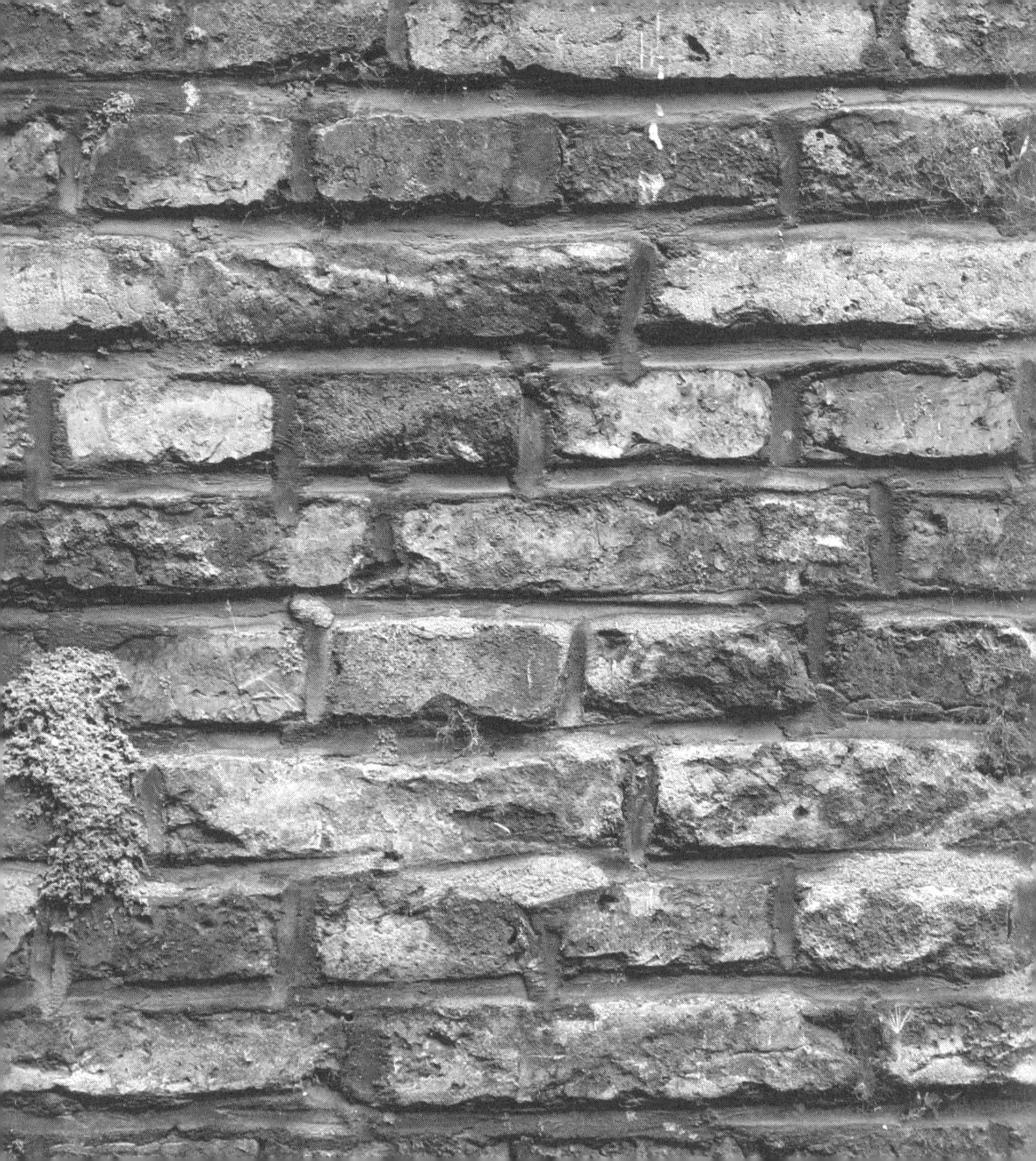

Die Angst ist ein Netz,
das uns das Böse überwirft,
damit wir uns verstricken
und zu Fall kommen.
Wer Angst hat, ist schon gefallen.

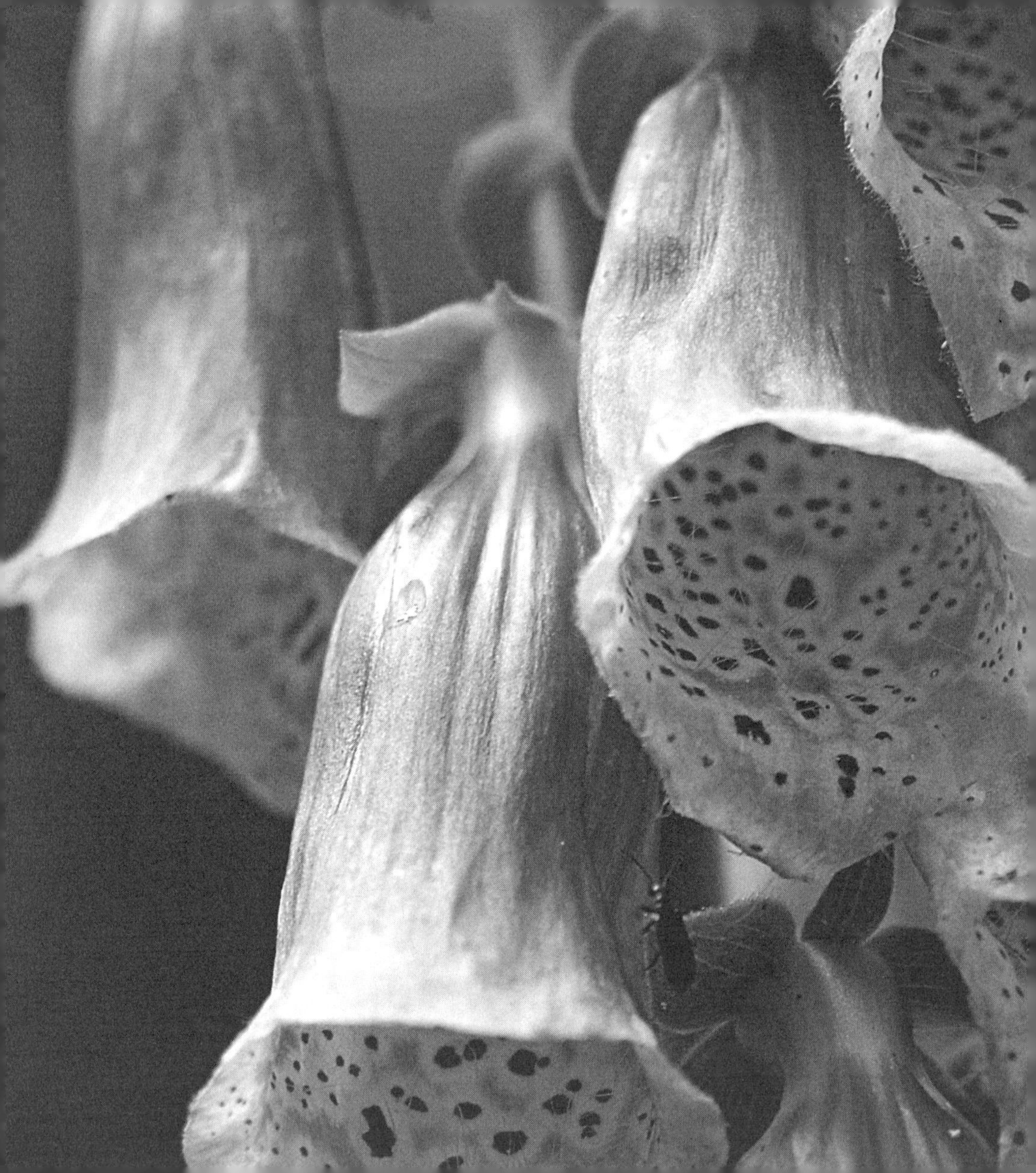

Geheimnis

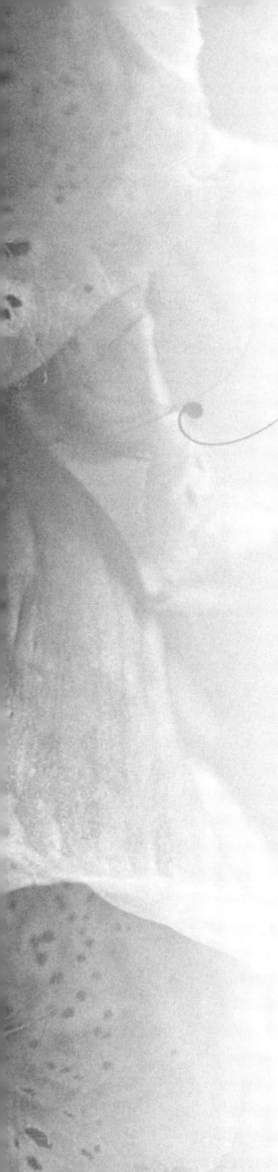

Nicht der fernste Mensch
ist uns das größte Geheimnis,
sondern gerade der Nächste.

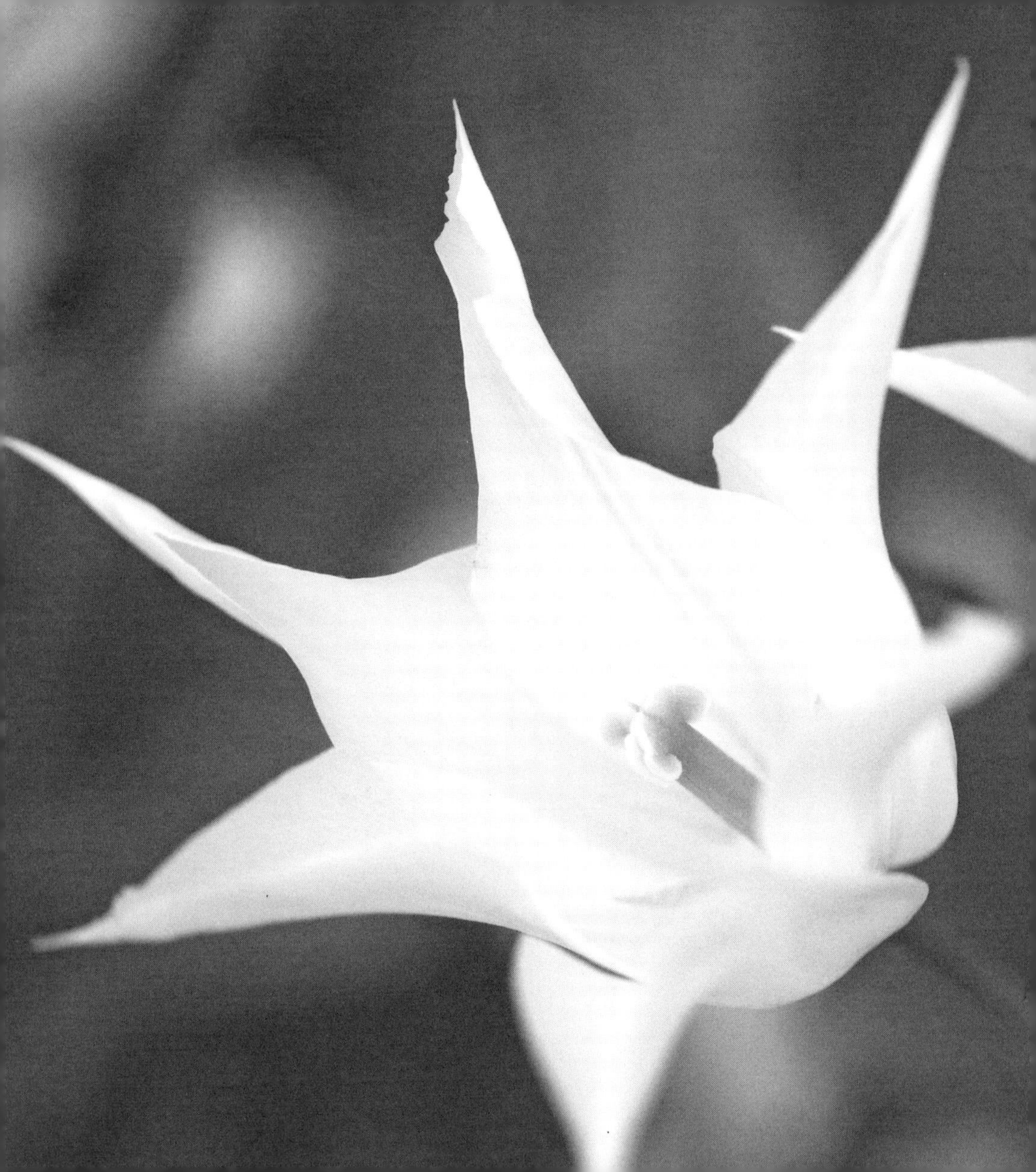

Nur aus dem Frieden
zwischen zweien und dreien
kann der große Friede
einmal erwachsen,
auf den wir hoffen.

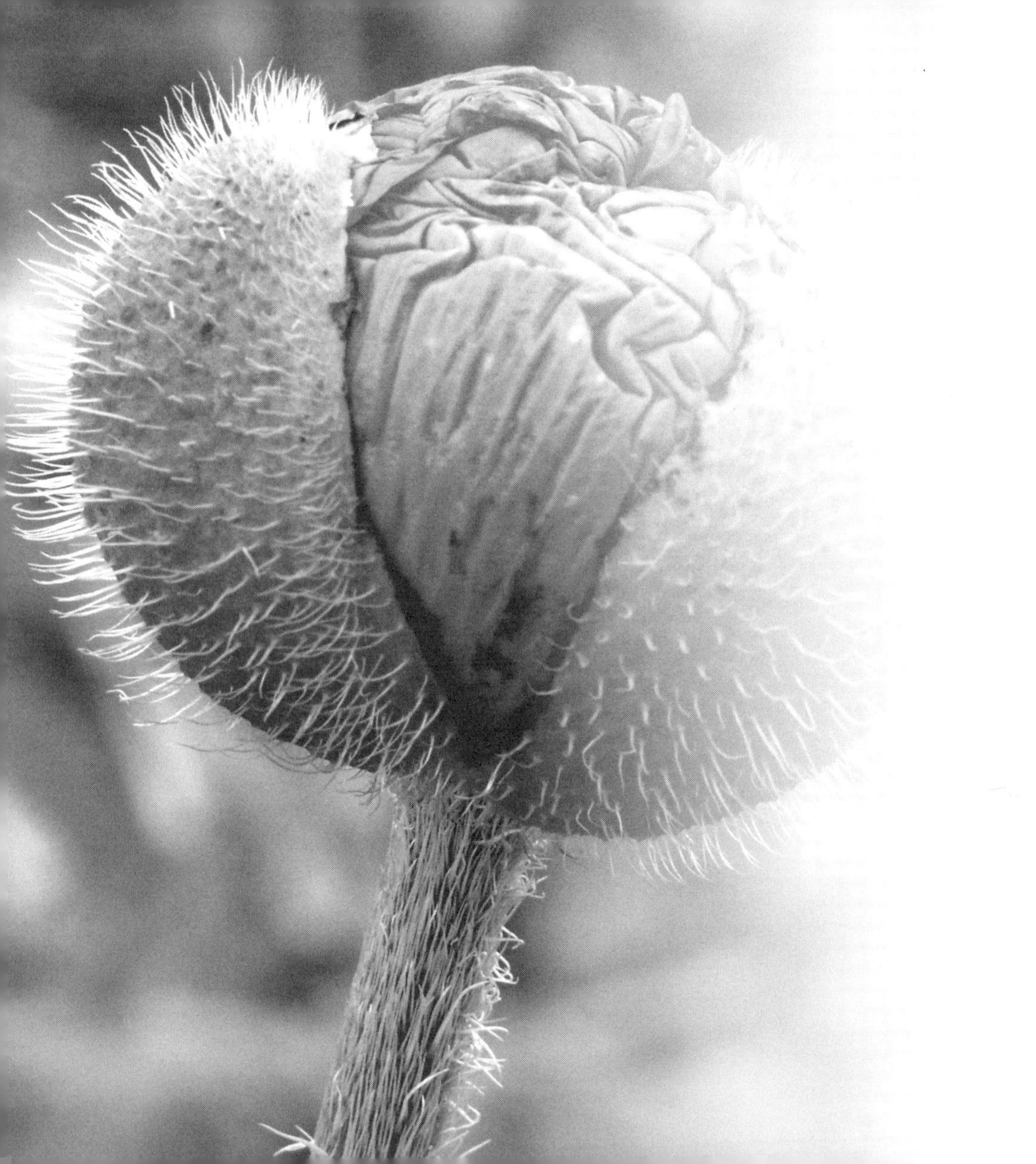

Es gibt kaum ein
beglückenderes Gefühl,
als zu spüren,
dass man für andere Menschen
etwas sein kann.

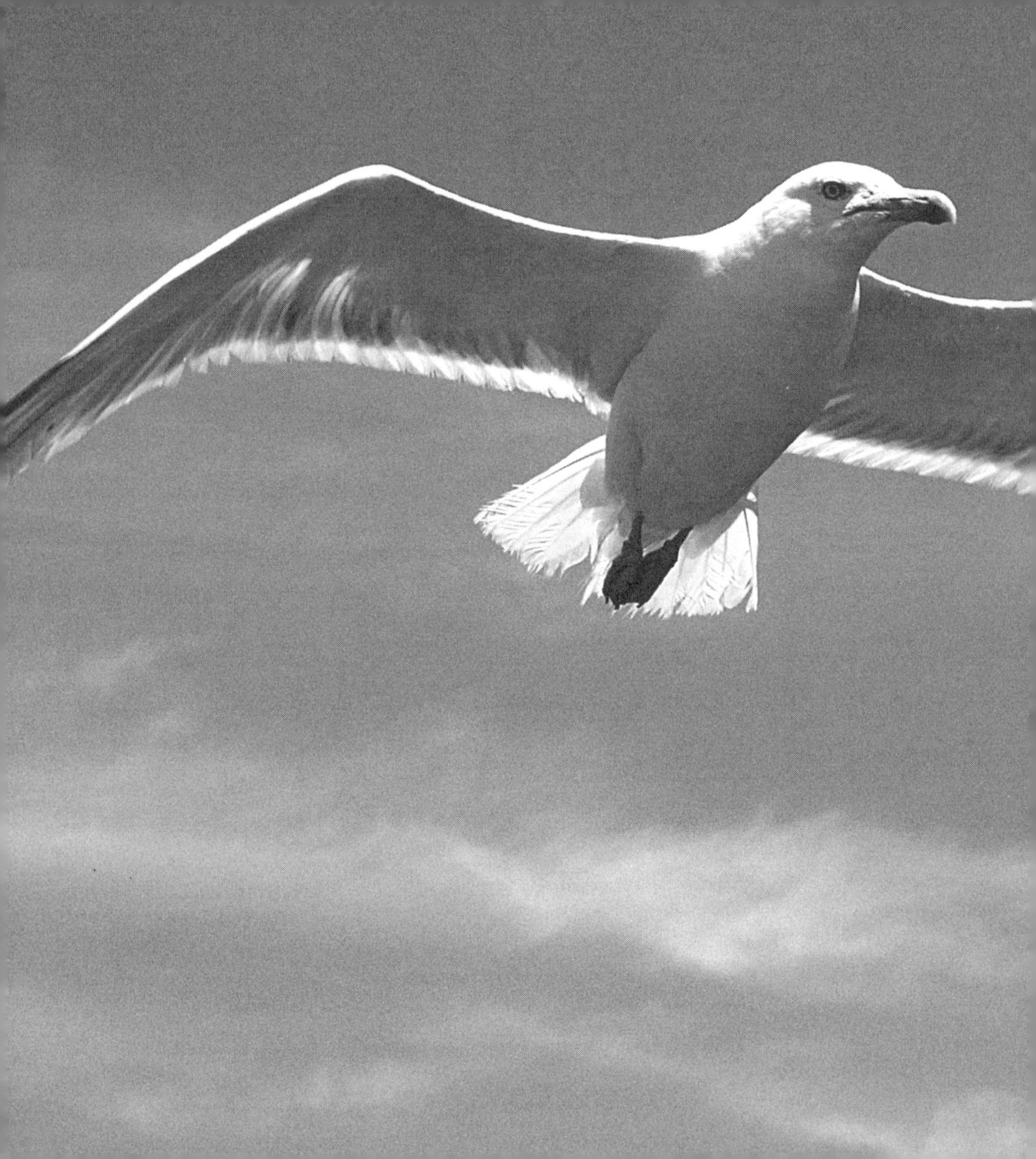

Hoffnung

Optimismus ist seinem Wesen nach
keine Ansicht über die gegenwärtige Situation,
sondern er ist eine Lebenskraft,
eine Kraft der Hoffnung,
wo andere resignieren,
eine Kraft, den Kopf hochzuhalten.

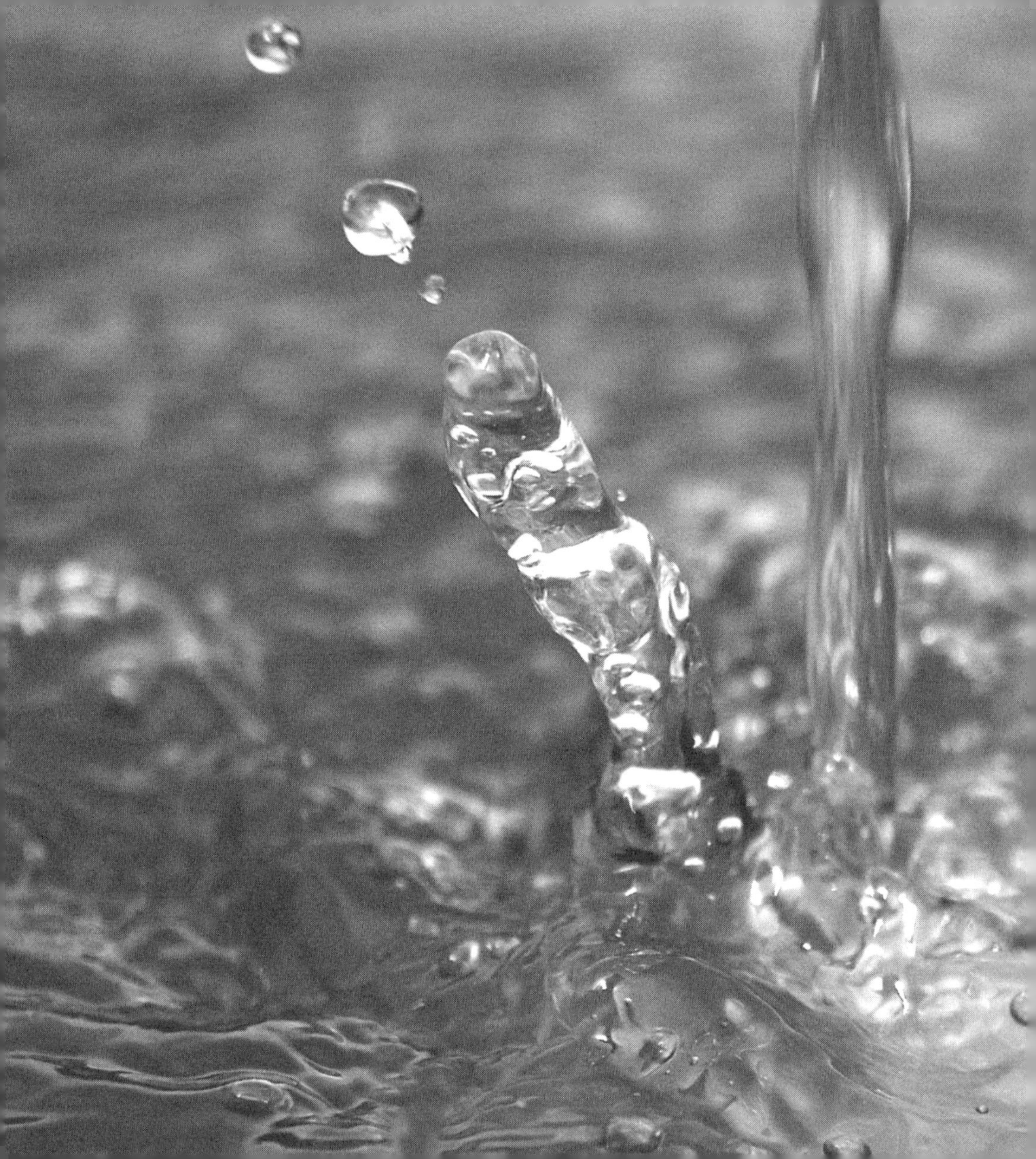

Zukunft

Von guten Mächten treu und still umgeben
behütet und getröstet wunderbar,
so will ich diese Tage mit euch leben
und mit euch gehen in ein neues Jahr.

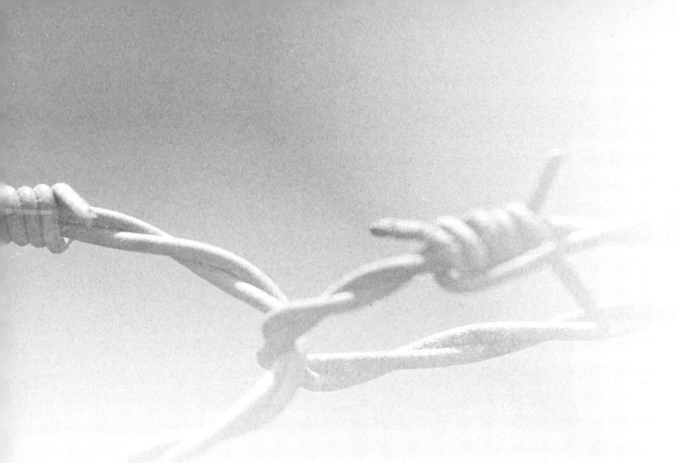

Die wichtigsten Lebensdaten Dietrich Bonhoeffers

4. Februar 1906:	Geboren in Breslau
1923 bis 1927:	Studium der Ev. Theologie in Tübingen, Rom und Berlin, anschließend Promotion und Habilitation (1930)
1928 bis 1929:	Vikariat in Barcelona
1930 bis 1931:	Studienjahr in New York
1931:	Privatdozent und Studentenpfarrer in Berlin
1933:	Beginn der kirchlichen Oppositionsarbeit, Auslandspfarrer in London

1935:	Übernahme eines illegalen Predigerseminars in Finkenwalde
1937:	Polizeiliche Schließung des Predigerseminars, illegale Weiterarbeit
1939:	Reise nach New York, Rückkehr nach Berlin vor Kriegsbeginn
1940 bis 1942:	Einsatz als V-Mann für den Widerstand, Reisen in die Schweiz, nach Norwegen, Schweden und Italien
Januar 1943:	Verlobung mit Maria von Wedemeyer
5. April 1943:	Verhaftung und Einlieferung in das Gefängnis Berlin-Tegel
8. Oktober 1944:	Verlegung in das Hauptgefängnis der Gestapo
7. Februar 1945:	Deportation in das Konzentrationslager Buchenwald
5. April 1945:	Verurteilung zum Tod durch Adolf Hitler
8. April 1945:	Deportation in das Konzentrationslager Flossenbürg
9. April 1945:	Vollstreckung des Todesurteils

Die meisten Texte dieses Buches stammen aus Bonhoeffers Aufzeichnungen und Briefen, die aus dem Gefängnis in Berlin-Tegel herausgeschmuggelt und nach dem Krieg unter dem Titel »Widerstand und Ergebung« veröffentlicht wurden.

Quellennachweis:
(DBW = Dietrich Bonhoeffer Werke © Gütersloher Verlagshaus, Gütersloh)

Seite 7: DBW 8, 204
Seite 9, 25, 39: DBW 8, 607
Seiten 11, 13: Brautbriefe Zelle 92. Dietrich Bonhoeffer – Maria von Wedemeyer 1943 – 1945, hrsg. von Ruth Alice von Bismarck und Ulrich Kabiz, C. H. Beck, München
Seite 15: DBW 8, 30
Seite 17: DBW 10, 573
Seite 19: DBW 14, 854
Seite 21: DBW 8, 421
Seite 23: DBW 5, 80
Seite 27: DBW 14, 871
Seite 29: DBW 13, 345
Seite 31: DBW 13, 360
Seite 33: DBW 15, 272
Seite 35: DBW 8, 567
Seite 37: DBW 8, 36

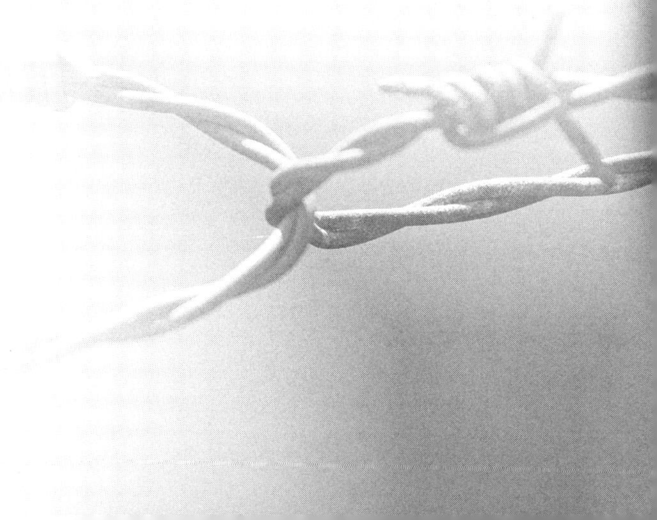

Bibliografische Information der Deutschen Nationalbibliothek
Die Deutsche Nationalbibliothek verzeichnet diese Publikation in der Deutschen Nationalbibliografie; detaillierte bibliografische Daten sind im Internet über http://dnb.d-nb.de abrufbar.

Im Gedenken an *Wilfried Jakob,*
einen wunderbaren Menschen und Vater,
der am 12. April 2009 gestorben ist.

FSC
www.fsc.org
MIX
Papier aus verantwortungsvollen Quellen
FSC® C005833

Verlagsgruppe Random House FSC-DEU-0100
Das für dieses Buch verwendete FSC-zertifizierte Papier *Munken Pure* liefert Arctic Paper Munkedals AB, Schweden.

1. Auflage

Fotos: Christine Welter, Neuwied
Druck und Einband: Těšínská tiskárna, a.s., Český Těšín
Printed in Czech Republic
ISBN 978-3-579-06847-3
www.gtvh.de